U0341741

健康中国2030·健康教育系列丛书

女性外阴阴道炎防治

主编 刘 莉

科学出版社

北 京

图书在版编目（CIP）数据

女性外阴阴道炎防治 / 刘莉主编. —北京：科学出版社，2017.4

（健康中国2030·健康教育系列丛书）

ISBN 978-7-03-052524-6

Ⅰ.①女… Ⅱ.①刘… Ⅲ.①外阴炎-防治 Ⅳ.①R711.34

中国版本图书馆CIP数据核字（2017）第073615号

责任编辑：张天佐　李国红 / 责任校对：桂伟利
责任印制：赵　博 / 封面设计：范　唯

科学出版社 出版

北京东黄城根北街16号
邮政编码：100717
http://www.sciencep.com

安泰印刷厂　印刷

科学出版社发行　各地新华书店经销

*

2017年4月第　一　版　　开本：787×960 1/32
2017年4月第一次印刷　　印张：1 7/8
字数：16 000

定价：20.00元

（如有印装质量问题，我社负责调换）

"健康中国 2030·健康教育系列丛书"编写委员会

主 任 委 员： 王凌峰　陈宝军

副主任委员： 朱永蒙　张生彬　陈　吉

　　　　　　　刘　岱　张志坚　尚　谦

　　　　　　　高柏青　黄再青

委　　　员： 王　东　王　辉　葛智平

　　　　　　　崔　宏　杨敬平　李子玲

　　　　　　　王丹彤　张霄雁　刘致中

　　　　　　　巴　特　郭卫东　郝锦丽

总 策 划： 王志香

总　序

中共中央、国务院印发的《"健康中国 2030"规划纲要》指出："健康是促进人的全面发展的必然要求，是经济社会发展的基础条件。实现国民健康长寿，是国家富强、民族振兴的重要标志，也是全国各族人民的共同愿望。"

推进健康中国建设，是全面建成小康社会、基本实现社会主义现代化的重要基础，是全面提升中华民族健康素质、实现人民健康与经济社会协调发展的国家战略，是积极参与全球健康治理、履行 2030 年可持续发展议程国际承诺的重大举措。未来 15 年，是推进健康中国建设的重要战略机遇期。

为推进健康中国建设，提高人民健康水平，根据党的十八届五中全会战略部署，我们组织相关专家和医生，本着为大众健康服务的宗旨，编写了本套丛书，主要内容是针对常见病、多发病和大众关心的健康问题。本丛书以医学理论为基础，关注临床、关注患者需求、关注群众身心健康，通过简洁凝练、图文并茂、通俗易懂、简单实用的例子，指导群众如何预防疾病、患者何时就医，如何指导患者进行家庭康复和护理等，将健康的生活方式直接明了地展现在读者面前。

由于编写工作时间紧、任务重，书中难免有不足之处，敬请各位专家和读者提出宝贵意见和建议，以便今后加以改进和完善。

编委会

2017.1

目　录

一、女性外阴阴道炎是什么病？

　　外阴阴道炎是阴道黏膜及黏膜下结缔组织的炎症，是妇科门诊常见的疾病。正常情况下，女性外阴处于一个自然闭合的状态，两侧大阴唇遮盖阴道口、尿道口，阴道不与外界相通，防止外界微生物污染。阴道壁在平时前后壁紧贴，分泌物中的黏蛋白形成物理屏障，防止微生物损伤阴道上皮细胞以及阴道乳酸杆菌的作用，阴道的自净作用抑制病原菌的生长。当阴道的自然防御功能遭到破坏，则病原体易于侵入，导致阴道炎症。幼女及绝经后妇女由于雌激素缺乏，阴道上皮菲薄，细胞内糖原含量减少，阴道 pH 升高，阴道抵抗力低下，比青春期及育龄妇女易受感染。

二、女性阴道炎症有几种类型？

常见的女性阴道炎主要分为以下几种类型：

◆（1）滴虫阴道炎。

◆（2）外阴阴道念珠菌病。

◆（3）细菌性阴道病。

◆（4）老年性阴道炎。

◆（5）婴幼儿外阴阴道炎。

三、为什么会得阴道炎?

很多女性朋友经常会有困惑，自己为什么会得阴道炎，其实五大类阴道炎的症状不同，病因也不尽相同。

1. 细菌性阴道病

正常阴道内以产生过氧化氢的乳酸杆菌占优势，当阴道内乳酸杆菌减少或消失、加德纳菌及厌氧菌等增加时就会患细菌性阴道病。发病因素包括：多性伴、阴道冲洗、吸烟、经济条件差、放置宫内节育器、口交、过早开始性交、经期性交、同性间性交等。

2. 外阴阴道念珠菌病

80%～90%病原体为白假丝酵母菌，它是一种条件致病菌，喜欢在 pH 4.0～4.7 的酸性环境下生长。常见诱因有妊娠、糖尿病、大量应用免疫抑制剂及广谱抗生素等。此外，胃肠道有假丝酵母菌、常穿紧身化纤内裤、肥胖者也是致病因素。

3. 滴虫阴道炎

滴虫阴道炎是由于感染阴道毛滴虫所致。阴道毛滴虫寄生于阴道、尿道或尿道旁腺、膀胱、肾盂、男方包皮褶皱、尿道、前列腺，适宜存活的温度为 25 ～ 40℃，喜欢在潮湿环境中生长。月经前后，滴虫易繁殖，而且常与其他阴道炎并存。滴虫阴道炎是通过性交等直接接触方式传播，所以患病后也要配偶积极配合查找原因。

4. 老年性阴道炎

绝经后妇女因卵巢功能衰退，雌激素水平降低，阴道壁萎缩，黏膜变薄，局部抵抗力降低，一些致病菌容易入侵、繁殖引起炎症。几乎所有的绝经后妇女都患过老年性阴道炎。

5. 婴幼儿外阴阴道炎

婴幼儿外阴发育差、雌激素水平低

易造成感染，幼儿阴道内异物也是引发感染的常见原因，家长卫生习惯差、幼儿阴部清洁不及时或被尿、便等污染也常诱发感染。

四、患阴道炎后身体会有哪些不适？

1. 细菌性阴道病者

表现为阴道分泌物增多，有鱼腥味，尤其性交后加重，少部分可伴有轻度外阴瘙痒或灼热感。

2. 外阴阴道念珠菌病

表现为外阴瘙痒、灼痛、性交痛、尿频、尿痛，尿痛特点是排尿时尿液刺激水肿的外阴及前庭后感觉疼痛。阴道分泌物可呈白色稠厚凝乳或豆渣样。

3. 滴虫阴道炎

表现为阴道分泌物增多，呈稀薄脓性、黄绿色、泡沫状、有臭味。瘙痒部位为阴道口和外阴。若合并尿道感染：尿频、尿急、尿痛，有时可见血尿。部分患者甚至会引起不孕。

4. 老年性阴道炎

主要表现为阴道分泌物增多，外阴瘙痒等，常伴有性交痛。

5. 幼女性阴道炎

患儿多表现为患儿搔抓阴部，诉外阴瘙痒，家长查看外阴可见外阴红肿、见抓痕，部分外阴破溃，阴道口可见脓性分泌物。

五、得了阴道炎怎么办？

一旦发现有阴部异味、阴道分泌物增多、外阴瘙痒等不适一定要及时就医。医生会根据你的病情进行妇科检查、阴道分泌物检查等进一步明确阴道炎类型，以便于对症用药。

1. 细菌性阴道病

常用药物有甲硝唑、替硝唑、克林霉素，可口服也可局部用药。一般性伴侣不需常规治疗，但患者痊愈前避免无保护性交。

2. 外阴阴道念珠菌病

常用药物有咪康唑栓剂、克霉唑栓剂、制霉菌素栓剂等。对反复发作或不能阴道给药的可以全身用药，如氟康唑、伊曲康唑、酮康唑。性伴侣不需常规治疗，但需注意治疗期间避免无保护性交。而且需要注意对患糖尿病者给予积极治疗、调整血糖，及时停用广谱抗生素、雌激素及皮质类固醇激素。勤换内裤，用过的内裤、盆、毛巾均应用开水烫洗。妊娠期为避免对胎儿造成损害，应以局部治疗为主，使用口服药一定要遵医嘱，并权衡利弊。

3. 滴虫阴道炎

可阴道局部用药，也可口服用药或同时进行。首选药物为甲硝唑，可选择阴道泡腾片或凝胶等，可以用 1% 乳酸或 0.5% 醋酸液冲洗改变外阴环境辅助治疗。出现甲硝唑用药副作用应及时停药，且甲硝唑用药期间及停药 24 小时内、替硝唑用药期间及停药 72 小时内禁止饮酒。哺乳期若用药则需暂停哺乳。性伴侣应同时进行治疗，治愈前应避免无保护性交。

4. 老年性阴道炎

应针对检查情况对症消炎并补充雌激素，增强阴道免疫力，抑制细菌生长。

5. 婴幼儿外阴阴道炎

主要是去除病因，保持外阴清洁、按医生嘱托对症处理、针对病原体选择抗生素。

六、预防阴道炎要注意些什么？

◆（1）提高卫生防范意识，避免经公共浴池、浴盆、浴巾、游泳池、坐便器、污染的衣物等感染病原菌，尽可能不与他人共用卫生及洗浴用品。

◆（2）长期服用含高剂量雌激素避孕药、穿紧身化纤内裤及肥胖都易于病原菌繁殖导致感染。

◆（3）若有糖尿病应给予积极治疗、控制血糖水平，长期使用广谱抗生素、雌激素及皮质醇激素，应适时停药。勤换内裤，用过的内裤、盆、毛巾均应用开水烫洗。

◆（4）应避免无保护性交，多个性伴侣、频繁性交、长期阴道灌洗使阴道酸碱平衡破坏，均易引发阴道炎。

◆（5）绝经后老年女性因卵巢功能衰退、雌激素水平降低、阴道壁萎缩、黏膜变薄，局部抵抗力降低，致病菌容易入侵繁殖引起炎症。所以应在医生指导下适时、适量补充雌激素。

◆（6）婴幼儿家长要有良好的卫生习惯，经常给幼儿清洗外阴，避免大便污染、外阴损伤及蛲虫感染等。另外，婴幼儿家长尤其要注意的是，婴幼儿好奇，常常发现婴幼儿在阴道内放置橡皮、纽扣、果核、发夹等异物造成感染。

七、患了哪些阴道炎需要定期随访？

◆（1）在非孕期患细菌性阴道病经治疗后若症状消失，无需随访；若处于妊娠期则需要随访治疗效果。

◆（2）外阴阴道念珠菌病要重视治疗后随访，在治疗结束后7～14天和下次月经后进行随访，两次阴道分泌物真菌学检查阴性为治愈。难治性的外阴阴道念珠菌病在治疗结束后7～14天、1个月、3个月和6个月各随访1次。

◆（3）滴虫阴道炎治疗后无不适则无需随访。

八、阴道炎会引起盆腔炎吗？

　　盆腔炎是指女性上生殖道及其周围组织的炎症。主要表现为下腹痛、腰骶部疼痛、发热、阴道分泌物增多，而且腹痛多在性交或活动后加重。引起盆腔炎症比较直接的原因就是病原体侵入外阴、阴道后，沿阴道黏膜经宫颈、子宫内膜、输卵管黏膜至卵巢及腹腔。尤其在流产后或产褥期更容易因此而造成盆腔感染，所以女性朋友在分娩及流产后一定要关注这些问题，身体有不适随时就医，防止盆腔炎症发生。

九、阴道炎会引起早产吗?

阴道炎上行感染会引起绒毛膜羊膜炎、胎膜早破等,有资料显示30%～40%的早产与此有关。积极治疗泌尿生殖道感染,孕晚期节制性生活、预防胎膜早破已成为预防早产的主要措施之一。

十、阴道炎是性病吗？

性病又称为性传播疾病，是指以性接触为主要传播方式的一组疾病。国际上将20多种通过性行为或类似性行为引起的感染性疾病列入性病范畴。较常见的性病有淋病、梅毒、非淋菌性尿道炎、尖锐湿疣、沙眼衣原体、软下疳、生殖器疱疹、滴虫性外阴阴道炎、乙型肝炎和艾滋病等。其中，梅毒、淋病、生殖器疱疹、尖锐湿疣、软下疳、非淋菌性尿道炎、性病性淋巴肉芽肿和艾滋病被列为我国重点防治的性病。性病可由病毒、细菌和寄生虫引起。由病毒引起的性病有生殖器疣和生殖器疱疹等。由细菌引起的性病有淋病和梅毒等。疥疮、滴虫病和阴虱是由寄生虫引起的性病。

阴道炎有不同的病因及传播途径，

有些阴道炎可以通过性接触传播。如滴虫阴道炎主要由性交传播，需性伴侣同时进行治疗，治疗期间禁止性交。外阴阴道念珠菌病中约 15% 的男性在与女性患者接触后会患有龟头炎，对有症状的男性应进行假丝酵母菌检查及治疗，预防女性重复感染。细菌性阴道病与多性伴有关，但无明确资料显示性伴侣治疗能改善女性治疗效果。

十一、未婚少女不会患阴道炎吗？

很多人会认为，未婚少女是不可能患阴道炎的，其实这种观点是不正确的。因为性生活不是阴道炎传播的唯一途径，不良生活习惯、卫生习惯、接触被病原菌污染的洗浴用品、被服、坐便器等都有可能患病。尤其夏季很多女孩喜欢游泳、戏水，与患者共用的泳池不及时清洁、消毒，病原菌达到一定数量是很容易致病的。

十二、讲究个人卫生就不得阴道炎了吗?

有的女性朋友经常有这样的疑问，平时很讲究个人卫生，内裤天天换，有时甚至一天换2次，而且经常用广告上推荐的很昂贵的洗液清洗外阴、阴道，为什么还是患阴道炎呢？其实注重个人卫生是会减少阴道炎的发生，但过度地清洗阴道会破坏掉阴道的自净作用，尤其是有些洗液中可能会含有一些抗炎、抑菌成分，经常使用会降低人体的抵抗力。还有一些女性朋友清洗外阴的器具不能及时晾干、且长期放于潮湿的环境中，内裤也在不通风的卫生间里阴干，这些都是诱发阴道炎的不利因素。

十三、什么是细菌性阴道病？哪些人容易患病？

细菌性阴道病是以阴道乳酸杆菌减少或消失，相关微生物增多为特征的临床症候群。患病后约 1/2 的人无明显症状，有症状者可以表现为阴道分泌物增多，伴鱼腥臭味，性交后加重，可伴有轻度外阴瘙痒或烧灼感。

细菌性阴道病经常发生于性活跃年龄的女性，更常发生于较早开始性活动、有多个性伴以及曾有或伴有性传播感染的女性，在多性伴的女性中发病率最高，无异性接触史的女性中发病最低。不使用外用避孕工具和使用宫内节育器的女性更常见，与口服避孕药关系不大。对女性同性恋伴侣检查发现，双方同时发病情况多见，说明其可通过性传播，可能是通过性器官直接接触、或通过手指、或共享性器具感染。另外，有研究证明发病因素还包括：经常性阴道冲洗、吸烟、经济条件差、口交、经期性交等。

十四、细菌性阴道病会引发哪些疾病？

细菌性阴道病已成为一种常见的阴道炎症。有症状、妇科和产科手术前以及无症状的孕妇确诊细菌性阴道病必须及时治疗，它与盆腔炎、不孕、不育、流产、妇科和产科手术后感染、早产、胎膜早破、绒毛膜羊膜炎、新生儿感染和产褥感染等的发生息息相关。

十五、细菌性阴道病如何治疗？

对无症状者无须常规治疗，但对要进行妇科手术的人群应治疗。性伴侣不需要进行常规治疗，但若症状反复发作及治疗效果差的，应对性伴侣进行检查及治疗。

有症状或既往有过早产史的则必须治疗。一般以口服甲硝唑或克林霉素为首选治疗方案，也可阴道上药。孕期多选口服用药，哺乳期多局部用药。

十六、什么是外阴阴道念珠菌病？

外阴阴道念珠菌病过去曾称为真菌性阴道炎，是以白色假丝酵母菌为主的酵母菌感染引起的妇科炎症。主要表现为外阴瘙痒、灼痛，还可伴有尿痛以及性交痛等症状，白带增多呈白色豆腐渣样或呈凝乳状。外阴瘙痒程度居各种阴道炎症之首，严重时坐卧不宁，异常痛苦。这种病根据病情轻重及病程长短分为单纯性（比较好治愈）、复发性及难治性（较难治疗）。

十七、"霉菌性阴道炎"是怎么得的?

"霉菌性阴道炎"规范的名称应为外阴阴道念珠菌病,其病原菌是以白色念珠菌为主的酵母菌。10%～20%的非孕妇女和30%的孕妇阴道中有白色假丝酵母菌寄生,但菌量极少,不引起症状,但在全身及阴道局部免疫力下降,尤其是局部细胞免疫力下降,假丝酵母菌大量繁殖,引发阴道炎症状。

很多时候外阴阴道念珠菌病也能够从外界感染而来。接触被白色假丝酵母菌患者感染的公共坐便器、浴盆、浴池坐椅、毛巾,使用不洁卫生纸,都可以造成传播,当念珠菌达到一定数量时,即可发生外阴阴道炎症。

生活中有些特殊情况如长期使用抗

生素、患糖尿病等，也会抑制阴道的乳酸杆菌、扰乱阴道的自然生态平衡，改变了阴道的微环境，致病的细菌病原体就可能繁殖，最终导致局部的阴道炎症。

十八、怎样初步判断自己是否得了复发性外阴阴道念珠菌病？

患外阴阴道念珠菌病后，经过治疗，临床症状和体征消失，就诊进行真菌学检查阴性后，又出现症状，且真菌学检查阳性或1年内发作4次或以上者。这种情况治疗较麻烦，需强化治疗，多需要口服抗真菌药物，且疗程相对较长，所以提醒女性朋友得了阴道炎后一定要及时就诊，且治疗一定要对症、规范。

十九、患外阴阴道念珠菌病应该如何用药？

女性外阴阴道念珠菌病是一种常见的妇科炎性疾病。约75%女性一生中至少感染1次，其中40%～50%经历过1次复发。有些还会发展为难治性，表现为病程长，反复发作，症状不容易缓解，患者非常痛苦。所以治疗一定要及时、用药规范、用药时间足够。

如初次发病，医生确诊为此病，可选择阴道用药达克宁栓剂200mg，每晚1粒，连用7日，或400mg，每晚1粒，连用3日；

克霉唑栓剂150mg，每晚1粒，连用7日，或150mg早、晚各1粒，连用3日，或500mg单次用药；

制霉菌素栓剂10万U，每晚1粒，

连用 10 ～ 14 日。

也可选择口服用药，如氟康唑150mg 顿服；伊曲康唑200mg，每日 1 次，连用 3 ～ 5 日或400mg 分 2 次服用，共1 日。

局部用药和全身用药疗效相似，一般用药后 2 ～ 3 天症状减轻或消失，有效率达80% ～ 90%。选择口服用药一定注意监测肝、肾功能及其他不良反应。如果发展为难治性和反复复发，一定及时就医，按照医生指导制订个体化治疗方案。

二十、"霉菌感染"和"梅毒感染"是一回事吗?

很多女性朋友会把外阴阴道念珠菌病（俗称霉菌性外阴阴道炎）与梅毒感染混淆，一旦在医院确诊为外阴阴道念珠菌病，往往很恐慌，觉得自己得了可怕的性病，甚至会引起家庭矛盾。

其实外阴阴道念珠菌病，就是一种以白色念珠菌为主的酵母菌引起的一类阴道炎。主要表现为外阴水肿、瘙痒、灼痛，还可伴有尿频、尿痛和性交痛，部分患者阴道分泌物增多，呈白色稠厚凝乳状或豆腐渣样，无其他全身改变。

根据《国家性病临床诊疗指南》规定，梅毒是苍白螺旋体引起的一种慢性、全身性经典的性传播疾病，可侵犯全身各器官，并产生多种多样的症状和体征。

梅毒也可能很多年无症状而呈潜伏状态。可分为后天获得性梅毒和胎传梅毒（先天胎传梅毒）。获得性梅毒又分为早期和晚期梅毒。早期梅毒病程在2年以内，包括一期、二期和早期潜伏梅毒。晚期梅毒病程在2年以上，包括晚期良性梅毒、心血管和神经梅毒、晚期潜伏梅毒等。胎传梅毒又分为早期（出生后2年内发病）和晚期（出生2年后发病）胎传梅毒。梅毒主要通过性交传染，也可以通过胎盘传给下一代而发生先天梅毒。

可见"霉菌"与"梅毒"虽读音相似，可真的不是一种病。

二十一、为什么孕妇容易患外阴阴道念珠菌病？

妊娠期机体免疫力下降，雌激素水平升高，阴道组织内糖原增加、酸度增高，有利于致病的假丝酵母菌生长，阴道菌落数目增多，这些因素导致阴道炎发病率升高。发病以妊娠期第3个月胎盘形成后及妊娠晚期为多。在妊娠的第7、8、9月，发病率达到最高。同时妊娠期间，有症状的复发也更常见。

另有研究认为，雌激素提高了阴道上皮细胞对假丝酵母菌黏附的亲和力。雌激素与促进假丝酵母菌属的联结、提高菌丝体构成的能力和毒力的存在有关。高水平的生殖激素在妊娠期直接提高了真菌毒力，导致妊娠期患者治愈率也有所下降。

二十二、外阴阴道念珠菌病经常复发怎么办?

对外阴阴道念珠菌病的治疗一定要彻底消除诱因,如对糖尿病患者积极控制血糖、及时停用广谱抗生素、雌激素及皮质类固醇激素、勤换内裤,用过的内裤、盆及毛巾均应用开水烫洗等。

治疗上一定按医生制订的疗程和用药剂量规范用药,对有些难治性患者应进行强化治疗及巩固治疗,在强化治疗达到真菌学治愈后,给予巩固治疗至6个月。

二十三、难治性阴道念珠菌病治疗后外阴瘙痒缓解慢是怎么回事？

许多患病女性都有这样的抱怨，反复患病经治疗后真菌学检查已经阴性了，体检也不再有外阴阴道充血水肿的表现了，却仍存在外阴阴道瘙痒的情况。

其实这与阴道念珠菌病是个急性炎症有关，它发病同时多伴有即时的或迟发的变态反应，瘙痒未及时缓解可能与变态反应没有完全消除有关，这时可以外用些抗过敏的低浓度软膏，会起到止痒的效果。

二十四、外阴阴道念珠菌病能预防吗?

养成良好的生活习惯是可以预防外阴阴道念珠菌病的,比如不吸烟、不熬夜,平时多注意体育锻炼,提高自身免疫力,不穿着紧身化纤内裤、内裤洗后晾晒在通风有日照区域、不在非经期频繁使用卫生护垫、不频繁进行阴道灌洗、血糖异常时及时治疗,使用抗生素时适时停药、不频繁更换性伴侣等。

二十五、滴虫阴道炎是什么病?

滴虫阴道炎由阴道毛滴虫感染引起的阴道炎,是较常见的一种阴道炎症。滴虫有嗜血及嗜碱的特性,故于月经前及月经后,隐藏在腺体及阴道皱襞中的滴虫得以繁殖,引起炎症发作,它不仅寄生于阴道,还常常侵入尿道或尿道旁腺,甚至膀胱、肾盂以及男方的包皮皱褶、尿道或前列腺中。25%～50%患者感染初期无症状,而且症状轻重取决于个人免疫能力、滴虫数量多少及毒力强弱。常表现为阴道分泌物增多及外阴瘙痒,分泌物稀薄脓性、黄绿色、泡沫状、有臭味。瘙痒部位主要为阴道口及外阴,间或有灼热、疼痛、性交痛等。尿道口有感染时,可伴尿频、尿痛，有时可见血尿。滴虫阴道炎往往与其他阴道炎并存，美国有报道约 60% 同时合并细菌性阴道病。

二十六、治疗滴虫阴道炎哪种用药方式好？

好多女性朋友得了阴道炎后都要问，吃药效果好还是阴道用药效果好，大多数人会认为局部上药作用直接，效果会比较好。其实不然，首先滴虫阴道炎可同时有尿道、尿道旁腺、前庭大腺滴虫感染，想治愈此病，需全身用药，也就是口服用药。初次治疗推荐甲硝唑2g单次口服，或替硝唑2g单次口服，也可甲硝唑400mg，每日2次，连服7日；或替硝唑500mg，每日2次，连服7日。

女性患者口服药物的治愈率为82%～89%，若性伴侣同时治疗，治愈率达95%。不能耐受口服药物或不适宜全身用药者，选择阴道局部用药，甲硝唑200 mg，每晚1次，连用7日。但单纯局部用药疗效不如全身用药，有效率 ≤50%。

妊娠期应用甲硝唑治疗现仍存争议。但由于妊娠期滴虫阴道炎可致胎膜早破、早产，美国疾病控制中心认为对有症状的孕妇需要进行治疗，推荐甲硝唑2g单次口服。但国内仍将甲硝唑作为妊娠期禁用药物。哺乳期服用甲硝唑，服药后12～24小时内避免哺乳，以减少甲硝唑对婴儿的影响；服用替硝唑者，服药后3天内避免哺乳。一些复发患者多为重复感染，所以为避免重复感染，内裤及洗涤用的毛巾，应煮沸5～10分钟以消灭病原体，提倡性伴侣同时治疗。

二十七、治疗滴虫阴道炎服用甲硝唑会有哪些不良反应？

治疗滴虫阴道炎需要口服甲硝唑，一些患者朋友或其性伴侣服药后会有一些不适。主要见于偶发的胃肠道反应，如食欲减退、恶心、呕吐。此外，偶可见头痛、皮疹、白细胞减少等，这些反应一旦出现，应立即停药。而且服药期间及停药24小时内禁饮酒，因其与乙醇结合可出现皮肤潮红、呕吐、腹痛、腹泻等戒酒硫样反应。甲硝唑能通过乳汁排泄，若在哺乳期用药，用药期间及用药后24小时内不宜哺乳。

二十八、哺乳期患滴虫阴道炎能用药吗?

有些哺乳妈妈患了滴虫阴道炎因为怕影响哺乳而拒绝治疗,实际上这是一个错误观念。滴虫阴道炎不及时治疗会通过污染的衣物、床品传染给宝宝,尤其是女婴,一旦婴儿感染后治疗起来也是非常棘手的。其实哺乳妈妈在服用甲硝唑 24 小时后、服用替硝唑 3 天后再给婴儿哺乳是相对安全的。

二十九、患滴虫阴道炎能引起不孕吗?

阴道毛滴虫能吞噬精子,并能阻碍乳酸形成,影响精子在阴道内存活,是可以导致不孕的。一些有生育要求的女性备孕很长时间不能正常怀孕,往往会考虑内分泌异常引发的排卵障碍、输卵管堵塞、子宫内膜功能不良等因素,甚至怀疑男方精液异常导致不孕。因此做了很多检查,耗时、耗力、增加经济负担,但完全没有效果。苦恼之际再次来到妇科咨询,妇检并行白带常规检查后,查明阴道炎这个干扰因素,很多女性患者经规范治疗痊愈后顺利怀孕。

三十、女性患滴虫阴道炎，性伴侣需同时治疗吗？

答案是肯定的，因为滴虫阴道炎主要由性交传播，与女性患者有一次非保护性交后，约70%男子发生感染，而且阴道毛滴虫不仅寄生于阴道，还常常侵入尿道或尿道旁腺，甚至膀胱、肾盂以及男方的包皮皱褶、尿道或前列腺中。通过性交男性传染给女性的概率更高。由于男性感染滴虫后常无症状，更易成为感染源。

三十一、准妈妈患了阴道炎需要用药治疗吗?

女性在妊娠期机体免疫力下降，雌激素水平高，阴道组织内糖原增加、酸度增高，易患外阴阴道念珠菌病。相对来说患滴虫阴道炎和细菌性阴道病的准妈妈较少。罹患阴道炎会造成胎膜早破、早产、绒毛膜羊膜炎、新生儿感染、产褥感染甚至上生殖道感染等并发症，所以一旦患病应及时就医、治疗。

外阴阴道念珠菌病应以局部治疗为主，按医生嘱托可选用克霉唑栓剂、硝酸咪康唑栓剂、制霉菌素栓剂等，禁止口服唑类药物。细菌性阴道病及滴虫阴道炎多选择口服用药，可在医生指导下选择甲硝唑等药物。

三十二、老年性阴道炎是什么病？

绝经后或因故失去卵巢的女性会因为阴道局部抵抗力低下，致病菌入侵繁殖并感染引起阴道炎症。主要表现为阴道分泌物增多及外阴瘙痒、灼热感。分泌物稀薄，淡黄色，严重者可有脓血性白带。由于阴道黏膜萎缩，可伴有性交痛，严重时引起阴道狭窄甚至闭锁，炎性分泌物引流不畅甚至会形成阴道积脓或宫腔积脓。与子宫恶性肿瘤表现极为相似，需要及时就诊以便及时治疗。

如果经医生诊断为此病，那么需要用 1% 乳酸或 0.5% 醋酸液冲洗阴道，增加阴道酸度，抑制细菌生长繁殖，并根据具体情况用甲硝唑或诺氟沙星等阴道局部上药。同时要根据医生嘱托针对病因给予雌激素局部或全身用药。需要注意的是患有乳腺癌或子宫内膜癌时是禁用雌激素制剂的。

三十三、婴幼儿为何易患外阴阴道炎？

新生儿在出生后数小时，阴道内是可以检出细菌的。由于受母亲及胎盘雌激素影响，阴道上皮内富含糖原，优势菌群为乳酸菌，不易患病。出生后2～3周，雌激素水平下降，阴道上皮逐渐变薄，糖原减少，乳酸杆菌不再是优势菌，此时易受其他细菌感染。婴幼儿期外阴发育差，不能遮盖尿道口及阴道前庭，细菌容易侵入。

有些家长患有阴道炎，与女婴共用床单、被子可造成阴道炎直接传播；卫生习惯不良，不及时给女婴清洗外阴、致女婴外阴不洁、大便污染、外阴损伤或蛲虫感染等，也是致病因素；婴幼儿好奇，如果看护不当，可能在阴道内放置橡皮、纽扣、果核、发夹等异物，造成继发感染；托幼的婴幼儿也可通过保育员的手、衣物、毛巾、被服等间接传染。

三十四、哪些情况下考虑婴幼儿患了外阴阴道炎？

　　大多数患病婴幼儿都是首先由母亲发现宝宝内裤上有脓性分泌物的。病情严重的小儿会有哭闹、烦躁不安或频频用手搔抓外阴。伴有泌尿系感染的小儿，还可能出现尿急、尿频、尿痛，炎症导致小阴唇黏连的，排尿时会出现尿流变细或分叉。

　　检查宝宝外阴部可见外阴部充血、红肿，而且会见到脓性分泌物自阴道排出，小儿抓破外阴部会有外阴部出血、破损，甚至外阴表面溃疡。若有两侧小阴唇粘连，则会看不到明显阴道，使有些家长怀疑小儿先天发育异常。

三十五、婴幼儿外阴阴道炎应如何防护？

婴幼儿语言表达能力差，病情轻、症状不明显时，如果家长粗心很容易延误治疗、病情加重，给小儿增加痛苦。日常生活中应该给小儿勤洗澡，保持外阴清洁、干燥，穿宽松、舒适的内外裤，减少阴部摩擦，养成便后清洗外阴的好习惯。婴幼儿衣被、毛巾、清洁用品要专用，而且要定期清洗。看护婴幼儿的家长、保育员发现自己患病时一定要对婴幼儿做好防护、隔离。发现婴幼儿异常情况，一定及时就医，按照医生嘱托积极治疗。